A Limpeza Intestinal HCG

Su base para sucesso duplo na cura metabólica.

Porque uma cura metabólica após a limpeza intestinal é muito mais bem sucedida.

Frank Schmidt

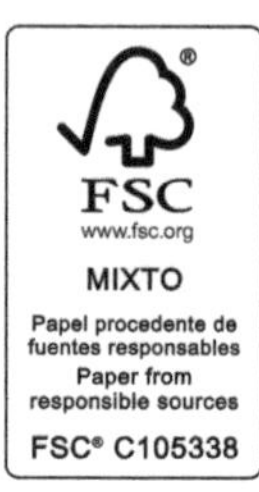

© Frank Schmidt, 2021– 2nd Edition

Impresión y editorial: BoD – Books on Demand
info@bod.com.es - www.bod.com.es
Impreso en Alemania – Printed in Germany

ISBN: 978-8-4137-3366-1

Introdução

Ao utilizar este livro, você aceita este aviso legal na íntegra.

Nenhum conselho

O livro contém informações. As informações não são conselhos e não devem ser tratadas como tal.

Se julga estar a sofrer de alguma condição médica, você deve procurar assistência médica imediata. Você nunca deve adiar a procura de aconselhamento médico, desconsiderar o aconselhamento médico ou descontinuar tratamentos médicos baseado na informação do livro.

Sem representações ou garantias

Na extensão máxima permitida pela lei aplicável e sujeita à secção abaixo, nós excluímos todas as representações, garantias e compromissos relacionados com o livro.

Sem prejuízo da generalidade do parágrafo anterior, nós não representamos, realizamos ou garantimos:

- que a informação no livro é correta, precisa, completa e não enganosa;

- que o uso da orientação no livro irá levar a qualquer determinado desfecho ou resultado.

Limitações e exclusões de responsabilidade

As limitações e exclusões de responsabilidade estabelecidas nessa secção e noutras partes deste aviso: estão sujeitas à secção 6 abaixo; e governam todas as responsabilidades decorrentes do aviso ou em relação ao livro, incluindo responsabilidades decorrentes de contrato, por ato ilícito (incluindo negligência) e por violação do dever estatutário.

Nós não seremos responsáveis perante você em relação a quaisquer perdas decorrentes de qualquer evento ou eventos além do nosso controle razoável.

Nós não seremos responsáveis perante você em relação a quaisquer perdas comerciais, incluindo, sem limitação, perda de ou danos nos lucros, rendimentos, receitas, uso, produção, poupanças antecipadas, negócios, contratos, oportunidades comerciais e património de marca.

Nós não seremos responsáveis perante você em relação a qualquer perda ou corrupção de quaisquer dados, bases de dados ou software.

Nós não seremos responsáveis perante você em relação a quaisquer danos ou perdas consequentes, indiretas ou especiais.

Exceções

Nada neste aviso deve: limitar ou excluir a nossa responsabilidade pela morte ou danos pessoais resultantes de negligência; limitar ou excluir a nossa responsabilidade por fraude ou representação fraudulenta; limitar qualquer uma das nossas responsabilidades de uma forma que não é permitida ao abrigo da lei aplicável; ou excluir qualquer uma das nossas responsabilidades que não podem ser excluídas ao abrigo da lei aplicável.

Divisibilidade

Se uma secção deste aviso for determinada por qualquer tribunal ou outra autoridade competente como sendo ilegal e/ou inaplicável, as outras secções deste aviso continuam em vigor.

Se qualquer secção ilegal e/ou inaplicável for legal ou aplicável se uma parte for eliminada, essa parte será considerada para eliminação e a restante secção irá continuar em vigor.

Lei e jurisdição

Este aviso será regido e interpretado em concordância com as leis suíças e quaisquer disputas relacionadas com este aviso estarão sujeitas à jurisdição exclusiva dos tribunais da Suíça.

Prefácio

Queridos Leitores,

Dezenas de milhares de pessoas conseguiram reduzir seu peso com uma cura metabólica, chegando ao Set-Point[1] mínimo de seu corpo graças ao HCG. Dessa forma, criaram as bases para a redução de peso sustentável. Eu mesmo perdi mais de trinta quilos no ano passado, e ganhei algumas percepções que, até onde sei, ainda não foram publicadas. Mas elas aumentam a eficácia de uma cura metabólica e fornecem um sucesso ainda mais sustentável.

Usando a limpeza intestino HCG, que é um programa de limpeza intestinal que incorpora HCG, é possível, por exemplo, aumentar a redução de peso induzida pela cura metabólica. Por outro lado, o corpo é capacitado para melhor absorver substâncias vitais.

---

[1] Set Point é o peso que o corpo registra como "normal". O corpo sempre tenta atingir esse peso.

Estou publicando este relatório de progresso para inspirar outras pessoas através de minhas experiências. Neste livreto, vou apresentar a você um complemento à cura metabólica, com a qual a essa altura muitas pessoas já estão familiarizadas.

Boa sorte com sua redução de peso

Frank Schmidt

O significado da saúde intestinal para o corpo e a mente

O cérebro do intestino, cientificamente chamado de "sistema nervoso entérico", percorre todo o abdômen. Ele contém aproximadamente cem milhões de células nervosas, cerca de cinco vezes mais do que a coluna vertebral. Esse sistema nervoso independente compreende uma fina camada entre os músculos do sistema digestivo. O cérebro do intestino controla a digestão e trabalha de forma autônoma. Interage, no entanto, com todo o organismo. Ou, colocando em outras palavras: o que acontece em nossos intestino tem um impacto muito maior do que imaginamos em todo o nosso corpo e bem-estar.

Não é surpreendente, então, que cada vez mais e mais fornecedores de métodos e produtos de limpeza intestinal estejam se aglomerando no mercado. Eles entenderam uma verdade básica: um intestino coberto de impurezas e bactérias e contendo pedras fecais (fezes guardadas por muito tempo), não pode funcionar bem. A recepção de nutrientes e substâncias vitais é afetada, a longo prazo, e mais cedo ou mais tarde o corpo vai se envenenar. Isso se tornará evidente através de várias doenças e enfermidades. A pesquisa mais recente mostrou que há uma conexão entre a periodontose e a saúde intestinal.[2]

A melhor estratégia para a saúde sustentável é bem simples: desde que não precise lutar contra doenças agudas ou enfermidades, você deve chegar até a raíz do problema, que é sem dúvidas o intestino.

Durante minha redução de peso, eu notei bastante cedo que o programa de dieta não era adequado. Eu de fato perdi peso com ele, mas essa perda de peso veio acompanhada de efeitos colaterais que eram inexplicáveis para

---

[2] Leia: Peter carl Simons: Chlorophyll - Gesundheit ist grün, 2015, BOD

mim.

Em alguns dias eu perdia peso muito bem, mesmo não seguindo o plano da dieta, e em outros, eu não perdia peso algum, apesar de seguí-lo.

Além disso, eu estava prestes a me tornar um "aspirador de pó" de substâncias vitais. Parecia-me que podia até sentir meu dinheiro se agitando em minha boca na forma de pílulas e cápsulas. Como estava, em geral, perdendo peso, pensava que isso valia a pena. No entanto, depois que passei da primeira fase da dieta, e decidi dar ao meu corpo algum descanso, comecei a me aprofundar no assunto. Eu notei que a pessoa que me apoiava em meus esforços de dieta não havia explicado adequadamente ou sequer tentado me explicar as importâncias do intestino para a saúde, bem como o papel que desempenha.

Estou usando compostos feitos pela empresa Lifeplus, que me foi recomendada por um amigo que perdeu mais de trinta quilos com seu uso, e em geral, os produtos e a empresa me parecem bastante confiáveis.

Essa foi uma decisão da qual nunca me arrependi. No entanto, eu lamento que meu amigo que fez a recomendação não soubesse muito sobre o assunto - exceto que eu deveria tomar o composto.

Isso não é realmente nada contra os produtos, nem contra o conceito de distruibuição da empresa. Mesmo assim, eu acho que é muito importante que as pessoas que dão às outras conselhos e recomendações sobre saúde, de fato tenham aprendido sobre o assunto, e não apenas repitam o que os outros dizem.

Então, depois de perder meus primeiros 12 quilos em três semanas, eu estava encarando o tema "perda de peso" sob um novo ângulo. Eu queria saber como isso tudo funcionava. Descobri um livro interessante escrito por Julia Enders.[3] Nele, ela descreve o intestino como uma "criatura desconhecida" que se agita no abdômen e - como parecia - não faz nada além de feder e criar produtos de resíduos

---

[3] Enders, J.: Darm mit Charme, 2014, Ullstein

pungentes. Julia Enders havia aberto meus olhos com seu livro, e eu percebi que precisava chegar à raíz de todo o mal. Os intestinos excretam substâncias (mesmo as valiosas substâncias vitais que eu estava ingerindo durante a cura metabólica), e outras.

Neste livro, eu decidi, vou descrever os produtos e quantidades que eu consumi, assim como meus critérios e experiências. Tudo é uma relato subjetivo, e não uma instrução para fazer a mesma coisa. Além disso, não sou nem um terapeuta nem um nutricionista. Estou escrevendo este livreto como um leigo.

Todos os corpos reagem de formas diferentes. Então, o que foi bom para o meu corpo pode não ser adequado para o de outras pessoas.

A limpeza intestinal como um programa de dieta

Meu primeiro acesso ao tópico de limpeza intestinal foi bastante fácil. Eu imaginei como seria fertilizar meu gramado com o melhor fertilizante do mundo - mas no inverno, quando a grama está dormente sob vinte centímetros de neve. Apenas uma pequena porção do fertilizante iria conseguir chegar ao chão, e a maior parte seria arrastada pela água derretida.

Nosso intestino funciona da mesma maneira quando está coberto de impurezas, velhas pedras fecais nos bolsos fecais, bactérias intestinais e fungos. Mesmo os melhores nutrientes, cheios de vitaminas e oligoelementos vão se transformar em uma lama pútrida nesse ambiente, que vai machucar o seu corpo, ao invés de ajudá-lo.

Então, se eu - continuando a metáfora do gramado - tiver alguma paciência, poderia seguir de forma um pouco mais inteligente: eu poderia descobrir a grama, ou esperar até a neve derreter. Depois disso, só precisaria de uma pequena fração daquele melhor fertilizante, e ainda assim teria resultados melhores do que fertilizando a grama sob vinte centímetros de neve.

Essa foi minha estratégia antes de abordar minha próxima cura metabólica. Eu queria deixar meu intestino tão receptivo quanto possível. Como consegui isso, vou descrever no texto a seguir. É claro, no contexto de limpeza intestinal, há muitos tópicos importantes para se discutir. Por exemplo, há a questão sobre a perda das substâncias ruins e pedras fecais. Além disso, eu queria me livrar dos parasitas em meu intestino. Neste tópico, a wikipedia diz:

Parasitas intestinais significam a infestação do intestino por parasitas como vermes ou protozoários (alguns flagelados e amebas). Esses parasitas geralmente atingem o intestino por infecção de secreções, podendo sobreviver por bastante tempo. Eles causam doenças inespecíficas, inclusive a diarréia pesada (causada pela Entmoeba histolytica, por exemplo).

Você pode pensar que não tenho coração, mas: eu queria me livrar dessas pequenas criaturas, e consegui.

Depois, eu tentei diminuir o restante das substâncias tóxicas, e construir uma flora intestinal saudável e equilibrada que me permita perder mais do que "apenas" uma duzia de quilos na segunda cura metabólica. Naturalmente, eu não estava especialmente preocupado em tomar pílulas, mas queria focar em ajustar minha dieta – de uma maneira que permitisse ao intestino absorver as substâncias vitais adequadamente.

Como essa mudança na dieta foi, em meu caso, acompanhada de uma redução de calorias, eu usei o HCG novamente, com base na minha experiência anterior com a cura metabólica HCG. Eu vou elaborar sobre isso mais tarde.

As substâncias ativas usadas

A seguinte mostra das substâncias vitais e de apoio que eu usei é apenas um relato da experiência do que funcionou para mim. A mesma coisa vale para os produtos citados.

Limpeza Intestinal

O foco de toda limpeza intestinal é a limpeza física intestinal. Eu dividi isso, para mim, em dois conceitos: Eu usava o aloe vera como um "agente de limpeza", e uma grande quantidade de fibras para permitir que o intestino pudesse se otimizar de forma sustentável.

O aloe vera é uma bela planta, e suas capacidades medicinais têm sido usadas há mais de 6000 anos. Até mesmo o tratado médico Papyrus Ebers do antigo Egito menciona o aloe vera - também chamado de "planta da imortalidade" - como um remédio para problemas intestinais e de bexiga.

As cerca de 160 substâncias ativas na planta estão sendo decifradas muito lentamente. O que me fez decidir por ela foi sua substância ativa, acemanane. A substância também está sendo estudada no contexto de terapias de apoio contra o câncer. No tópico da limpeza intestinal, Peter Carl Simons[4] diz em seu livro:

Um efeito de limpeza intestinal é documentado, assim como o acúmulo de uma flora intestinal saudável. Isso permite que os nutrientes sejam quebrados e absorvidos na parede intestinal de forma mais eficaz.

Através do aumento da atividade celular, acemanane fortalece o sistema imunológico e faz com que o corpo se defenda mais ativamente contra parasitas, vírus, bactérias e fungos. É por isso que o aloe deve sempre fazer parte de métodos de limpeza intestinal.

Para a limpeza intestinal, eu consumia duas cápsulas de aloe vera da Lifeplus, uma de manhã

---

[4] Peter Carl Simons: Aloe Vera – 6'000 Jahre Medizingeschichte können sich nicht irren, 2015, BOD

e uma à noite. Isso é um pouco mais do que a dose diária recomendada, mas funcionou muito bem para mim. O aloe vera concentrado nas cápsulas é feito de folhas integrais de aloe vera, através de um método patenteado. Eu acho que é muito importante porque a maioria dos ingredientes importantes do aloe, assim como na maioria das plantas, está "diretamente sob a pele". Durante a produção dos géis de aloe vera, esses ingredientes são geralmente omitidos.

Juntamente com a acemanane, que por sinal os humanos produzem até a puberdade, a planta contém muitas vitaminas, enzimas, aminoácidos e minerais que ajudam na limpeza intestinal.

A segunda parte de minha estratégia de limpeza intestinal consistia no consumo de fibras. Sua importância para a saúde intestinal é conhecida há muito tempo. No tópico das fibras, a Wikipedia diz o seguinte:

A fibras contidas no quimo podem se ligar à água, e assim aumentar seu volume – quimo rico em fibras, portanto, exerce mais pressão na parede intestinal e assim ajuda o peristaltismo, encurtando o tempo de presença dos alimentos ricos em fibras (contrariamente ao estômago) no intestino.

No complexo animal há enzimas para quebrar a celulose similar às fibras que são insolúveis na água – o fato de que essas substâncias ainda são quebradas por ruminantes é altamente atribuido aos microorganismos que vivem dentro do rúmen. Nos intestinos delgado e grosso, essas bactérias não existem, por isso as fibras insolúveis em água passam pelo sistema digestivo praticamente intactas.

(...)

Juntamente com a água, as fibras também se ligam a minerais, toxinas, ácidos biliares, bem como microorganismos que são subsequentemente excretados com as fezes. Com uma dieta equilibrada e variada isso não representa uma problema, mas o consumo adicional de fibras pode levar a uma falta de substâncias minerais em longo prazo.

Era meu plano ajudar meu intestino, com a limpeza (e renovação) intestinal, ajudá-lo a alcançar de novo toda sua funcionalidade. Estou convencido de que nosso corpo é feito para se autoregular, e tomar todas as ações necessárias. Devido a dietas erradas, influências negativas e a crescente desnaturalização de alimentos, no entanto, ele precisa de um impulso inicial.

Para esse impulso, no entanto, eu não segui a recomendação de meu amigo sobre usar um produto Daily-Plus da Lifeplus, e usei a Colon Formula, da mesma empresa. Simplificando, era o mesmo produto, porém com uma diferença – Daily Plus contém substâncias vitais adicionais.

Substâncias vitais são algo bom, é claro. Mas como eu já havia lido em vários artigos, meu corpo iria simplesmente excretar muitas das substâncias vitais que ele não pode absorver em apenas algumas horas, então eu achei que fazia mais sentido consumir fibras – e as substâncias vitais separadamente, com essas últimas sendo consumidas ao longo do dia.

Todo café da manhã incluía um shake com duas xícaras do Colon Formula da Lifeplus. Para dar algum sabor, eu adicionava algum suco de frutas à água (100% natural).

Resumo:

2 x 2 cápsulas de Lifeplus Aloe-Vera-Caps (manhã e noite)

1 x 2 xícaras de Lifeplus Colon Formula no café da manhã

Livrando-se de parasitas e toxinas

Hoje em dia é uma fato bastante conhecido que o intestino humano, devido ao consumo excessivo de pães e alimentos similares, tende a atrair fungos. Os indivíduos que comem muita carne, por sua vez, atraem bactérias putrefatas pra seu intestino. Esses são apenas dois exemplos do que uma dieta mal balanceada pode fazer ao nosso trato digestivo. Além disso, para pessoas que comem muitas frutas e vegetais sem lavar, há um risco maior de ter parasitas intestinais.

Quando o intestino está desequilibrado, o ambiente pútrido, parcialmente inflamado e cheio de parasitas do intestino pode produzir toxinas que são distruibuidas para o corpo todo, levando a diversas doenças.

Se tornou ainda mais importante para mim não apenas limpar meu intestinos, mas também me certificar de que os parasitas fossem mortos e as toxinas excretadas. No site da Lifeplus, encontrei a descrição do produto Lifeplus Paracleanse no tópico:

O produto Paracleanse é uma combinação sinérgica de ervas e essências herbais, aminoácidos sulfúricos, e MSM, completamente harmonizados para o apoio da limpeza interior do corpo[5]

Foi especialmente interessante o fato de o produto conter MSM, um importante componente sulfúrico para excretar toxinas. Além da dose de MSM contida no Paracleanse, eu também consumi o MSM da Lifeplus.

---

[5] http://lifeplus.com/us-de/product-details/6117

O pensamento por trás dessa ideia era que eu já estava reduzindo a minha ingestão de calorias durante a fase de limpeza intestinal. A dose adicional de MSM deveria ajudar a excretar as substâncias impuras durante a redução de peso. Você pode encontrar informações adicionais sobre MSM em meu livro no tópico da cura metabólica HCG, já que MSM é uma importante substância para a cura metabólica.

Resumo:

3 x 1-4 Peletes de Lifeplus Paracleanse por dia

3 x 1-5 Peletes de Lifeplus MSM por dia

(O capítulo sobre o processo contém uma descrição mais detalhada.)

Um bom suprimento básico – o começo de tudo

Atualmente é bastante sabido que um suprimento adequado de substâncias vitais[6] é incrivelmente importante para sua saúde. Muitas das frutas e vegetais que consumimos hoje em dia, no entanto, possuem muito menos vitaminas, elementos-traço, etc., do que possuíam há vinte anos. Isso significa que é um consumidor normal dificilmente consegue manter o suprimento de substâncias vitais através de métodos normais, hoje em dia.

Para se certificar de que o corpo absorve as substâncias vitais adequadamente ao longo do dia, eu consumia o TVM-Plus – duas pílulas por vez, três vezes ao dia. Agora elas fazem parte do um suprimento básico, assim como o Lifeplus

---

[6] Wikipedia: "Substâncias vitais são ingredientes vitais trabalhando como biocatalizadores em células e tecidos com água, oxigênio e dióxido de carbono (nas plantas). Incluem: Enzimas, coenzimas, hormônios, aminoácidos exogenicamente essenciais, ácidos graxos exogenicamente essenciais, elementos-traços e principais, substâncias de aroma e sabor."

Proanthenols 100. Uma vez que se acostumar a esses dois maravilhosos produtos e notar sua influência positiva em seu bem-estar, voce não vai querer se separar deles novamente. Estou certo disso.

Resumo:

3 x 2 Peletes de Lifeplus TVM Plus por dia

3 x 1 Peletes de Lifeplus Proanthenols 100

Equilíbrio ácido-base

Em seu livro "Der Basen-Doktor"[7] Maria Lohmann diz:

Quando consumindo muitos alimentos ácidos e carboidratos, eles causam processos de fermentação nos intestinos, assim como a acidificação e o excesso de gases. Uma dieta básica vai apoiar o intestino e a regeneração da

---

[7] Lohmann, M.: Der Basen-Doktor, 2013, 2nd issue, Trias

camada mucosa. Fezes com mal cheiro e gases incontroláveis geralmente implicam em decadência de proteínas, enquanto nos processos de fermentação o cheiro tende a ser azedo.

Naturalmente também era minha intenção, durante a limpeza intestinal, regenerar minha camada mucosa intestinal. Então eu decidi também trabalhar com o equilíbrios ácido-base. A tira de testes da Lifeplus me mostrava como meus valores se desenvolviam[8]. Para melhorar esses valores, o Lifeplus PH Plus foi ideal para mim. Uma parte importante de sua receita é o magnésio, e eu havia lutado contra a falta de magnésio por anos. Isso era frequentemente expressado através de cãibras em minhas pernas e problemas para dormir. Esse produto acertou dois coelhos com uma cajadada.

---

[8] se as tiras de teste mostrarem um valor ácido, isso significa que seu corpo está excretando o excesso de ácido, o que é bom. Mas se diminuirmos nosso saldo de ácido em geral, o corpo pode excretar menos ácido, o que é ainda melhor

Resumo:

2 x 3 Peletes de Lifeplus PH Plus por dia

Comecei com 2 x 3, e brevemente aumentei a dose para 3 x 3, mas voltei para 2 x 3 peletes após obter os melhores valores de teste. Mas como já mencionei, cada corpo reage de uma forma.

HCG – Reduzindo o peso e mantendo o novo peso

O uso do HCG no ajuste de peso se origina do médico Britânico, Doutor Simeons, em meados do século XX. Na Índia, ele observou as mulheres grávidas trabalhando nos campos, consumindo poucos nutrientes. Apesar da falta de vitaminas e o pesado trabalho no campo, elas davam luz à crianças saudáveis e bem desenvolvidas.

Essa fato era algo incrível, que Doutor Simeons pesquisou durante os anos seguintes, antes de descobrir a substância mensageira endógena que é o HCG assim como seu efeito no corpo humano. O HCG afeta positivamente o hipotálamo, que é parte do diencéfalo. O hipotálamo controla a fome e a sensação de saciedade.

Esse centro de controle age de acordo com nosso próprio set-point. A teoria do set-point afirma que todo ser humano tem seu próprio "valor normal" para seu peso. O corpo tenta manter esse peso exato. Isso explica porque algumas pessoas conseguem manter seu peso sob quaisquer circunstâncias, mas também mostra porque algumas pessoas experimentam um aumento no peso após uma dieta bem sucedida (o chamado efeito ioiô).

O hipotálamo pode ser comparado a um termostato. Ele perpetualmente verifica se o peso atual é o mesmo do set-point. Se não for, o organismo toma medidas para ajustar o peso. Através do consumo de HCG, o set-point pode ser alterado, desde que o tratamento dure no mínimo 21 dias.

Como a renovação intestinal requer uma dieta ajustada de qualquer maneira, e menos calorias são ingeridas durante a dieta, eu decidi garantir meu sucesso usando simultaneamente gotas homeopáticas de HCG. A ativação do meu metabolismo era um efeito colateral positivo do HCG. Meu corpo agora queimava mais calorias e dissolvia os depósitos de gordura "no lugar certo". Além disso, o composto diminuía a sensação de fome.

Resumo:

3 x por dia, uma unidade de HCG

Diversos fabricantes oferecem na forma de gotas, glóbulos ou como sal – as doses recomendadas geralmente funcionam muito bem.

Ajuste da dieta

Além da cura metabólica HCG, que foca na perda de peso, meu foco na limpeza intestinal HCG era tratar meu intestino com as melhores coisas que podia. Eu fiz isso com dois métodos simples:

Carboidratos, e pães e produtos similares, principalmente, levam ao crescimento de fungos nos intestinos. Isso é compreensível, já que fazer pães de grãos é algo relativamente novo na história da humanidade. Os cerca de dez mil anos em que a humanidade tem sistematicamente assado pães, não foram suficientes para que o corpo se ajustasse completamente. Isso faz com que seja lógico que nossos intestinos não tenham exatamente um método para lidar com essas substâncias relativamente desconhecidas. Por essa razão, eu completamente retirei os produtos de panificação da minha dieta durante todo o processo de limpeza intestinal (e ainda hoje, eu tento consumir o mínimo possível). Como eu desejava adicionalmente perder mais peso, eu também tentei evitar os carboidratos onde era possível. Nutricionistas respeitáveis hoje em dia concordam que o corpo não quebra gorduras se tiver carboidratos para queimar. Isso significa que as gorduras são armazenadas. E isso é o que eu queria evitar.

A gordura aumenta as bactérias putrefatas nos intestino, mas eu queria me livrar delas. Essa citação do Peter Carl Simons nos mostra o quanto isso é importante para melhorar o corpo todo:

As pesquisas atuais mostram que as bolsas gengivais secretam fluído sulcular. É um produto de resíduos do intestino que viaja através do sangue. Cientistas respeitáveis assumem uma correlação com os processos putrefatos do intestino, e descobriram que as inflamações - especialmente as com suporte da clorofila - são reduzidas em muitos casos com a renovação do intestino. [9]

O senso comum nos diz que faz pouco sentido lutar contra as consequências da desnutrição com um grande esforço, quando esses esforços ao mesmo tempo "alimentam" a raíz do problema. É por isso que eu deliberadamente

---

[9] Peter Carl Simons: Chlorophyll – Gesundheit ist grün, 2015, BOD

comi alimentos com pouca gordura durante minha fase de limpeza intestinal. Isso significa a quantidade de gordura nos alimentos, assim como na preparação deles. Um "belo pedaço de carne" perde muita gordura quando preparado em uma grelha ou em uma grelha de contato, ao invés de uma frigideira. Além disso, isso me ajudou com o objetivo secundário, a perda de peso.

Como o uso de HCG manteve minha sensação de fome baixa, eu projetei minha dieta da mesma maneira para a cura metabólica. Ao invés de uma fase de dieta, eu incorporei trinta dias de limpeza intestinal em minha cura metabólica. As duas se harmonizaram perfeitamente. Durante aquele mês, eu perdi mais doze quilos, enquanto obtive um intestino "recém purificado".

Também é importante deixar no mínimo quatro horas entre as principais refeições e outros consumos alimentares.

O Processo

Minha limpeza intestinal foi planejada para cerca de um mês. Há fornecedores que oferecem programas de duas semanas ou menos, mas eu pessoalmente não acredito neles. As coisas que têm sido erradas por anos não podem ser consertadas de maneira saudável em duas semanas, na minha opinião. É por isso que eu queria dar ao meu corpo tempo suficiente, especialmente para excretar os parasitas e toxinas.

A seguir, você encontrará uma tabela dos produtos que usei. Ela mostra os produtos que foram bem sucedidos comigo. Isso não representa um conselho de tratamento, e de maneira alguma é uma "promessa de saúde".

Lifeplus Cápsulas Aloe-Vera

2 x 2 Cápsulas (uma de manhã e uma à noite)

Lifeplus Cólon Formula

1ª semana	1 colher de chá dissolvida em água ou suco, antes da refeição
2ª semana	2 colheres de chá...
A partir da 3ª semana	3 colheres de chá...

Lifeplus Paracleanse

3 x 1-4 Peletes por dia (1º - 16º dia)

1º dia	3 x 1 peletes
2º dia	3 x 2 peletes
3º dia	3 x 3 peletes
4º - 16º dia	3 x 4 peletes
Posteriormente	Omitir

Lifeplus MSM Plus

3 x 1-5 Peletes por dia

$1^{o} - 3^{o}$ dia	3 x 1 peletes
$4^{o} - 6^{o}$ dia	3 x 2 peletes
$7^{o} - 12^{o}$ dia	3 x 3 peletes
$12^{o} - 16^{o}$ dia	3 x 4 peletes
$17^{o} - 30^{o}$ dia	3 x 5 peletes

Lifeplus TVM Plus

3 x 2 Peletes por dia (Manhã / Meio-dia / Noite)

Lifeplus Proanthenols 100

4 x 1 Peletes por dia (Manhã / Meio-dia / Noite)

Lifeplus PH Plus

2 x 3 Peletes por dia (Manhã / Meio-dia / Noite)

HCG

3 x Diariamente, 1 porção, de acordo com a informação do fabricamente

Opção: Limpeza intestinal sem perda de peso

Meu colega Anton me perguntou se poderia conduzir uma limpeza intestinal sem perder peso. Além de mim, ele não tem um problema de peso. Nós tivemos uma longa conversa sobre qual seria a melhor forma para ele proceder. No fim, ele obteve sucesso com o seguinte método:

Anton passou pelos passos de "limpeza intestinal", "livrando-se dos parasitas e toxinas", "suprimentos básicos" e "equilíbrio ácido-base", assim como eu. No entanto, ele não tomou HCG. E durante o ajustamento à dieta, ele evitou pães e produtos similares (grãos processados), mas consumiu suficientes carboidratos (arroz, batatas, leguminosas, frutas). Dessa maneira, ele conseguiu limitar seu consumo de gordura.

Durante sua limpeza intestinal, Anton perdeu apenas um quilo, que depois disso ganhou de volta rapidamente. Assim ele conseguiu manter seu peso desejado.

Com base na experiência de Anton, eu acredito que a abordagem é viável para pessoas sem problemas de peso também. Estar abaixo do peso não deve se tornar um problema. Mas como eu já mencionei: não sou um nutricionista ou médico. Por favor, consulte um especialista em ajustes de dieta.

Qual é o próximo passo

Como mencionado anteriormente, eu comecei minha fase de estabilização da cura metabólica HCG após minha limpeza intestinal HCG. Isso foi possível porque já estava seguindo o plano de refeições da fase da dieta de uma cura metabólica durante a limpeza intestinal.

Para mim, pessoalmente, decidi conduzir uma limpeza intestinal pelo menos uma vez – ou melhor, duas – por ano. Se vou incluir ou não o HCG, depende de desejar ou não reduzir meu peso (eu atualmente não tenho minhas "medidas dos sonhos").

O consumo de substâncias vitais básicas Lifeplus Proanthenols e Lifeplus TVM Plus, assim como Lifeplus Omegold[10] era direcionado a atingir um suprimento básico. Eu também quero geralmente manter meu consumo reduzido de produtos de panificação e carboidratos. Eu

---

[10] Essa substância não foi mostrada neste livro. Você encontrará anotações sobre ela em meu trabalho sobre a cura metabólica HCG.

acho, no entanto, que faz sentido "chutar o balde" de vez em quando.

Em geral, eu compro alimentos de uma forma mais planejada e deliberada. Quando em dúvida, eu prefiro comprar carnes magras, e prepará-las com pouca gordura.

Notas de conclusão

Todas as afirmações feitas neste livro devem ser vistas como um relato de experiência. Não são uma consulta médica, nem uma recomendação para imitação. Em geral, eu meramente relatei minhas próprias experiências. Não posso falar por outras pessoas ou fazer promessas sobre os resultados ou uma cura.

Os produtos e empresas mencionados neste texto estão dentro do contexto de um relato imparcial. Essas afirmações não foram discutidas com os produtores ou representantes. Eu também evitei deliberadamente usar os nomes dos produtos e empresas de maneira publicitária, mas usei simplesmente seus nomes comuns de mercado. Minhas afirmações não são uma avaliação científica. Eu não afirmo explicitamente que os produtos usados são melhores ou piores que os produtos feitos por outros fabricantes.

As substâncias vitais descritas podem ser adquiridas de qualquer parceiro da Lifeplus. Se você não conhece uma fonte, ou se deseja enviar feedback sobre este livro, por favor, me contate diretamente em: hcgdarm@gmail.com

Por favor, note que eu não sou um nutricionista, médico ou curador. Isso significa que não posso te consultar pessoalmente através de e-mails ou telefone, mas posso recomendar pessoas que podem.

Bibliografia

- Auer, Dr. med. W.: Übersäuerung – die stille Gefahr, 2002, Kneipp-Verlag

- Arndt, U.: Spirulina, Chlorella, AFA-Algen: Lichtvolle Power-Nahrung für Körper und Geist, 2003, H. Nietsch

- Bachmann, Dr. med. R. M.: Natürlich gesund durch Säure-Basen-Gleichgewicht. Mit Ihrem persönlichen 7-Tage-Programm zur sanften Entsäuerung, 2001, Trias, 2. Auflage

- Bankhofer, Prof. H.: Aloe Vera: Die Pflanze für Gesundheit, Vitalität und Wohlbefinden, 2013, Kneipp-Verlag, 6. Auflage

- Barcroft, A.: Aloe Vera: Nature's Silent Healer, 2003, Baam

- Beringer, Alice: Aloe Vera – Die Königin der Heilpflanzen: Natürlich gesund und schön durch den reinen Extrakt der Aloe Vera, 2007, Heyne

- Berner, H.-G.: An vollen Töpfen verhungern, 1997, Medi Verlagsgesellschaft

- Bertram, Dr. K.: Spirulina – Die Wunderalge – Anbau, Vorkommen und Zucht, sensationelle Studienergebnisse, Krankheiten vorbeugen und bekämpfen, o. J., CreateSpace

- Dahlke, R.: Fasten Sie sich gesund – Das ganzheitliche Fastenprogramm, 2004, Irisana

- Dahlke, R., Ehrenberger, D.: Wege der Reinigung – Entgiften, entschlacken, loslassen, 2002, Heyne, 2. Auflage

- Delbé, J. B.: Gesund werden – gesund bleiben: Aloe-Vera-Leitfaden Gesund bleiben, 2004, M+M Verlag

- Enders, J.: Darm mit Charme, 2014, Ullstein

- Finnegan, John &, Schmid, Rainer: Aloe Vera – das Geschenk der Natur an uns alle, 2014, Ernährung & Gesundheit, 35. Auflage

- Frauwallner, A.: Was tun, wenn der Darm streikt? – Probioti-ka sinnvoll einsetzen, 2012, Kneipp-Verlag

- Gill, T.: Lieber schlank als sauer – Gesund ins Gleichgewicht mit der Säure-Basen-Diät, 2012, CreateSpace

- Gray, R.: Das Darmheilungsbuch – Gesundheit durch Kolon-Sanierung, 2011, Trias

- Grillparzer, M.: Simple Detox: Das 7-Tage-Entgiftungsprogramm, 2013, Gräfe und Unzer, 5. Auflage

- Jester, F.: Arginin. Der natürliche Kraftstoff für Blut, Kreis-lauf und Gesundheit, 2010, Verlag Marina Jester

- Jester, F.: Chlorophyll. Das grüne Blut, Verlag Marina Jester, 2014

- Kraske, Dr. med. E.-M.: Säure-Basen-Balance, 2008, Gräfe und Unzer, 5. Auflage

- Liebke, Dr. F.: Doktor Chlorella! Die Alge fürs Leben. Kom-pendium zur Mikroalge Chlorella, Remerc & Lheiw ver-lagskontor, 2007

- Loede, P: Schlank mit Weizengras: Die Gruene-Smoothie-Weizengras-Kur, CreateSpace, 2014

- Lohmann, M.: Der Basen-Doktor. Basische Ernährung: ge-zielte Hilfe bei den häufigsten Beschwerden, 2013, Trias, 2. vollst. überarb. Auflage

- Meyer, Marianne E.: Sonnenkraft mit dem blaugrünen Licht-träger Spirulina, 2002, Windpferd, 2. Auflage

- Mutter, Dr. J.: Grün essen!: Die Gesundheitsrevolution auf Ihrem Teller, 2013, VAK, 3. Auflage

- Opitz, Ch.: Befreite Ernährung, 2013, H. Nietsch, 5. Auflage

- Oppermann, J.: Aloe Vera – Was die Pflanze wirklich kann, 2004, Lebensbaum

- Peuser, M.: Kapillaren bestimmen unser Schicksal: Aloe – Kaiserin der Heilpflanzen, Quelle für Vitalität und Gesundheit, 2010, St. Hubertus

- Rahn-Huber, U.: Spirulina & Chlorella: Gesund und fit mit Mikroalgen, 2015, Riwei

- Rahn-Huber, Ulla: Natürlich heilen und pflegen mit Aloe Vera, 2015, Riwei

- Schneider, G. W.: Biotop Mensch – Liebe Deine Darmbakterien, 2014, Biotop Mensch, 7. Auflage

- Simons, C. P.: Aloe Vera - 6'000 Jahre Medizingeschichte können sich nicht irren, 2015, BOD

- Simons, C. P.: Chlorophyll – Gesundheit ist grün, 2015, BOD

- Simons, C. P.: Grüner Kaffee – Garantie zum Abnehmen, 2015, BOD

- Simonson, B.: Gerstengrassaft: Verjüngungselixier und naturgesunder Power-Drink. Wildpferd, 15. Auflage, 2012

- Simonson, B.: Die Heilkraft der Afa-Alge – Vitalität für Körper und Geist, 2000, Goldmann

- Skinner, R.: Aloe Vera: The Medicine Plant, 2005, Mill Enterprises

- Skousen, M. B.: Aloe Vera Handbook: The Acient Egyptian Medicine Plant, 2005, Book Publishing Company

- Thust, Th. M., Schlett, Dr. med. S.: Entgiften & entschlacken, 2006, Gräfe und Unzer

- Treutwein, N.: Übersäuerung – krank ohne Grund?, 2005, Weltbild

- Ulmer, G. A.: Gesundheitswunder Chlorophyll: Gespeicherte, gesundheitsspendende Sonnen- und Heilkraft, Ulmer, 1997

- Vollmer, J. B.: Gesunder Darm, gesundes Leben, 2010, Knaur

- Wacker, S., Wacker, Dr. med. A.: 300 Fragen zur Säure-Basen-Balance, 2013, Gräfe und Unzer, 2. Auflage

- Wagner, W.: The Chlorophyll Supplement: Alternative Medicine for a Healthy Body, 2013, Health Collection

- Wolfe, D.: Superfoods – die Medizin der Zukunft: Wie wir die machtvollsten Heiler unter den Nahrungsmitteln optimal nutzen, Goldmann, 2015